DE LA

PRÉDISPOSITION DES ROUX

A LA TUBERCULOSE

CONTRIBUTION A L'ÉTUDE DE LA TUBERCULOSE

Envisagée selon ses affinités pour certains tempéraments

ET SA PRÉDOMINANCE SUR CERTAINS TERRAINS

PAR

Louis-Sylvain DEWÈVRE

DOCTEUR EN MÉDECINE DE LA FACULTÉ DE PARIS

ANCIEN EXTERNE DES HOPITAUX

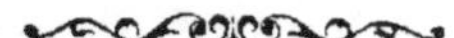

PARIS

ALPHONSE DERENNE

52, Boulevard Saint-Michel, 52

1883

DE LA

PRÉDISPOSITION DES ROUX

A LA TUBERCULOSE

CONTRIBUTION A L'ÉTUDE DE LA TUBERCULOSE

Envisagée selon ses affinités pour certains tempéraments

ET SA PRÉDOMINANCE SUR CERTAINS TERRAINS

PAR

Louis-Sylvain DEWÈVRE

DOCTEUR EN MÉDECINE DE LA FACULTÉ DE PARIS

ANCIEN EXTERNE DES HOPITAUX

PARIS

ALPHONSE DERENNE

52, Boulevard Saint-Michel, 52

1883

A MES PARENTS

A MON FRÈRE

MEIS ET AMICIS

A MES VÉNÉRÉS MAÎTRES

MM. LES DOCTEURS DU CASTEL

(Externat 1880)

DAMASCHINO, BESNIER

(Externat 1881)

QUINQUAUD, LUCAS-CHAMPIONNIÈRE

(Externat 1882)

LANDOUZY

(Externat 1883)

A MON PRÉSIDENT DE THÈSE

M. LE PROFESSEUR BÉCLARD

Doyen de la Faculté de Médecine de Paris

Secrétaire de l'Académie

DE LA PRÉDISPOSITION DES ROUX
A LA TUBERCULOSE

Contribution à l'étude de la tuberculose envisagée selon ses affinités pour certains tempéraments et ses prédominances sur certains terrains.

AVANT-PROPOS

Externe du service de M. Landouzy, nous avons entendu à maintes reprises notre excellent maitre appeler l'attention de ses élèves non-seulement sur l'excessive fréquence, mais encore sur l'extrême prédominance de la tuberculose chez les malades roux. Une fois notre attention appelée sur ce point, nous avons été frappé de l'intérêt particulier que M. Landouzy attachait à cette question des affinités de la tuberculose pour le type roux. Il y avait là matière à étudier une des questions qui préoccupent le plus les pathologistes d'aujourd'hui, un ensemble de conditions favorables à l'éclosion, à la germination, au développement d'une maladie infectieuse.

Cette prédominance de la phtisie chez les sujets du type roux a été suspectée jusqu'à présent, plutôt qu'admise par certains auteurs. Nous signalerons Hardy et Béhier, qui disent dans leur pathologie générale (tome I, 1877, p. 329). « Nous serions tentés d'après nos propres observations de croire la phtisie fréquente chez les roux. »

Cette fréquence est en réalité excessive à tel point que, pour ne parler que de deux salles de l'hôpital Tenon, salle Bouillaud (femmes), salle Lelong (hommes), dans lesquelles les malades entrent indistinctement par la consultation et par le bureau central, tous les malades roux sont tuberculeux, tous sont atteints de tuberculose diffuse ou localisée.

A la consultation très fréquentée du même hôpital (soixante-dix personnes par jour en moyenne) les roux se présentent atteints de tuberculose avec une telle constance, une telle prédominance sur les malades aux cheveux bruns, châtains ou blonds que nous sommes toujours arrivé à porter, à première vue, le diagnostic présomptif de tuberculose et cela avec une exactitude d'autant plus absolue que, par l'examen des signes physiques et la recherche des signes rationnels, nous prenions soin chaque fois de contrôler ce diagnostic *a priori*.

Les faits de chaque jour sur lesquels notre excellent maître M. Landouzy appelait notre attention, n'étaient, nous disait-il, que la répétition de ce qu'il voyait depuis cinq ans, depuis que son attention s'était fixée sur ce point.

Ce qu'il avait vu dans les hôpitaux par lesquels il avait passé, ce qu'il avait vu journellement et sur une vaste échelle au Bureau central, il nous le montrait à Tenon en toute évidence, en même temps qu'il nous faisait remarquer la presque constance avec laquelle les malades marqués de cicatrices de variole étaient atteints par la tuberculose.

Posséder l'un ou plusieurs des attributs du type roux, avoir eu son organisme profondément remué par la variole, semble être une des plus sûres manières de faire son lit à la phymatose, de lui préparer un terrain sur lequel elle germera facilement et souvent.

A propos de ces individus roux, aussi souvent élus qu'appelés de la tuberculose, à propos de ces malades tachetés de cicatrices de variole, on pourrait émettre maintes considérations intéressantes, touchant les conditions favorables ou défavorables, que semble devoir trouver à son développement la tuberculose, suivant qu'elle s'attaque à l'organisme humain, jeuni ou vieilli, vigoureux ou débile, vierge de toute maladie antérieure ou remué, soit de longue, soit de fraiche date, par une maladie générale (rougeole et tuberculose, variole et tuberculose, saturnisme et tuberculose, etc.).

Souvent nous entendions notre maître parler des vieilles questions, dignes d'être rajeunies, d'antagonisme ou d'affinités de la tuberculose pour certaines maladies, pour certains tempéraments.

C'est ainsi que tandis que la tuberculose *aime* les roux, elle délaisse les malades porteurs, du fait d'une lésion cardiaque, de cet ensemble de conditions organiques et fonctionnelles nouvelles qui font à l'organisme une manière de tempérament nouveau, la constitution primitive étant modifiée par l'incursion de la cardiopathie. A l'excessive prédominance de la tuberculose chez les roux, à sa grande fréquence chez les rubéoliques, à sa non-rareté chez les malades maculés de variole on pourrait opposer l'antagonisme affirmé par la vieille médecine de la tuberculose et du saturnisme, de la tuberculose et des cardiopathies. Ces remarques nous ont paru intéressantes, et tandis que nous nous convainquions chaque jour à l'hôpital que, dans l'immense majorité des cas, les gens arrivés du fait d'une cardiopathie (rétrécissement de l'artère pulmonaire excepté), ou d'un emphysème (celui-ci consécutif soit à des efforts professionnels, soit à des bronchites constitutionnelles), à cet ensemble d'attributs organiques et fonctionnels, à cette manière d'être qui devient une sorte de tempérament, tandis que nous nous assurions que ces cardiopathes et ces emphysémateux devenaient fort exceptionnellement tuberculeux, nous constations que les malades du type roux fournissaient à la tuberculose un contingent exorbitant comparé aux malades bruns, châtains ou blonds.

Il faut qu'on sache que parmi les tempéraments et les types organiques il en est qui semblent créer l'opportunité tuberculeuse (le type roux est de ceux-ci), tandis qu'il en est d'autres qui créeraient l'immunité tuberculeuse.

Aujourd'hui que l'idée de l'infectiosité de la tuberculose est acceptée presque par tous et prend de plus en plus droit de cité, il faudrait reprendre tout entière l'étude des tempéraments et des constitutions dans leurs rapports avec l'éclosion et le développement de la phymatose : il paraît certain que des recherches patiemment poussées dans ce sens ne pourraient manquer d'éclairer de lueurs vives et nouvelles, l'étiologie et la pathogénie de la maladie.

C'est un de ces points, affinités de la tuberculose pour le terrain roux, pour le type « *vénitien* » comme l'appelle couramment M. Landouzy, au lit du malade, que nous nous sommes proposé d'étudier.

L'inspiration de notre thèse, la corrélation des faits qui lui servent de base, les conceptions de pathologie comparée tout cela nous le devons en presque totalité à l'obligeance de notre excellent maître le Dr Landouzy, à qui nous sommes heureux d'offrir ici un témoignage public de notre profonde gratitude.

De ces préliminaires qu'on ne trouvera pas superflus, puisqu'ils posent et délimitent la question, il découle que notre but est de *prouver* que la prédominance de la tuberculose sur le type roux, que ses étroites affinités pour le terrain vénitien, suspectées par certains auteurs, affirmées par M. Landouzy, sont bien ce que notre maître nous a montré qu'elles étaient.

La première partie de ce travail, que nous pourrions appeler *question des faits*, reposera sur les recherches auxquelles nous nous sommes livré, elle laissera parler les chiffres.

La deuxième partie, *question de pratique*, montrera que de la constatation des affinités de la tuberculose pour le type roux semble devoir logiquement découler une série de conséquences importantes.

La troisième partie — *question doctrinale* — cherchera à pénétrer le comment de la prédominance de la tuberculose chez les roux. Nous ne nous illusionnons pas sur ce que ce chapitre pourra renfermer de conjectural — nous pensons cependant que maintes considérations de pathologie générale, maintes recherches de pathologie comparée, que maintes incursions enfin faites dans l'histoire générale de la tuberculose, pourront aider à jeter quelques lueurs sur ces questions aussi difficiles qu'intéressantes de l'antagonisme et de l'opportunisme de la tuberculose.

Enfin dans la quatrième et dernière partie, nous chercherons comment le terrain vénitien se comporte vis-à-vis la tuberculose, et si aux caractères externes spéciaux du type que nous étudions, correspond une évolution morbide spéciale.

PREMIÈRE PARTIE

La réceptivité du type vénitien pour la tuberculose, dominant en quelque sorte toute son histoire, c'est de ce côté qu'il nous conviendrait logiquement de pénétrer dans notre sujet, si la description du type lui-même, la mise en relief des caractères qui permettront de le reconnaître, ne s'imposait tout d'abord.

Nous connaissons tous, si tous nous n'y avons prêté attention, ces tuberculeux dont la peau fine et blanche marbrée quelquefois de veinules anormalement développées, cadre si bien avec la coloration rousse du système pileux, la teinte bleue de l'iris. Leurs sueurs faciles et odorantes, la mollesse de leurs chairs, l'opulence de leurs formes, la rareté de cicatrices strumeuses, sont autant de signes qu'il est habituel de rencontrer chez eux.

Tel est tracé dans ses grandes lignes, dans ses caractères les plus tranchés, les plus faciles à reconnaître, le portrait du type auquel nous faisons allusion.

C'est à cette classe d'individus que s'adresse l'expression pittoresque de « type vénitien » trouvée avec bonheur par M. Landouzy.

Nous ne saurions mieux faire que de conserver ici cette heureuse expression qui joint à l'avantage de son laconisme, celui de ne rien impliquer par elle-même, de ne rien laisser préjuger de l'histoire du roux tuberculeux, de ne pas éveiller enfin la susceptibilité bien naturelle de certains malades qui n'aiment pas qu'on fasse allusion ni à la couleur de leurs cheveux, ni aux taches qui souvent couvrent quelques unes des parties de leur corps.

Aucune autre d'ailleurs ne saurait peindre avec plus d'exactitude et surtout moins de désagréable pour l'oreille le type roux qui rappelle, d'une façon, un peu lointaine sans doute, mais incontestable, l'aspect extérieur de l'habitant de Venise, et évoque le souvenir des types roux (cheveux dorés, peau fine, douce et lactée) si chers au pinceau des Maîtres de l'École vénitienne qu'on chercherait en vain dans leurs chefs-d'œuvre une seule femme qui n'ait pas la parure vénitienne ; témoin les Noces de Cana et le repas de Jésus chez Simon, au Louvre, témoin le triomphe de Venise au palais des doges. Qu'il nous soit donc permis de conserver cette expression, mais qu'on prenne garde de lui donner un sens différent de celui que nous lui attachons, de voir en elle autre chose qu'une simple circonlocution, une façon polie de désigner un type spécial de tuberculeux.

Nous distinguerons deux espèces de vénitiens, l'un le vénitien type, présentant tous les caractères signalés plus haut, l'autre le vénitien mixte, n'offrant une coloration rousse bien nette, que par quelque département de son système pileux. Il conviendra donc de ne pas s'en tenir exclusivement à l'examen des cheveux, mais de recourir aussi à celui de la barbe et du pubis.

Notre attention éveillée sur l'extrême fréquence de la tuberculose chez les roux de nos hôpitaux nous avons cru intéressant d'étudier le fait dans ses détails et d'en vérifier l'exactitude. Afin d'arriver à une moyenne aussi satisfaisante que possible, nous avons étendu nos recherches à plusieurs hôpitaux, Tenon, Necker, Laënnec, Saint-Antoine, la Pitié, les Tournelles.

Nous avons relevé ainsi cent cinq observations de vénitiens pris au hasard dans les différents services. Cent étaient manifestement tuberculeux ; trois en étaient indemnes ; les deux autres avaient des lésions articulaires d'origine douteuse.

Voici d'ailleurs le relevé de nos observations.

OBSERVATIONS

1. — Tenon, salle Lelong, n° 13. Laurent Sonnet, 26 ans, garçon de cuisine, vénitien type par la barbe et le pubis, cheveux noirs, phymatose troisième degré. Parents sains, pas de rhumatisme ni de syphilis. Alcoolisme, nécropsie, noyaux caséeux et cavernes sommet droit.

2. — Laënnec, salle Trousseau, n° 22. Maetz Antoine, 41 ans, tailleur, entré le 11 novembre, vénitien par la barbe, phymatose troisième degré. Pas d'antécédents.

3. — Saint-Antoine, salle Andral, n° 52. Chahuron, 36 ans, cocher, vénitien type, lésions tuberculeuses doubles. Pas d'antécédents.

4. — Saint-Antoine, salle Andral, n° 19. Lautier Eugène, 38 ans, sculpteur, lésions tuberculeuses doubles, vénitien par la barbe et le pubis. Pas d'antécédents.

5. — Pitié, salle Serres. Klein William, 20 ans, peintre, lit 38, vénitien type, phymatose au troisième degré. Pas d'antécédents.

6. — Pitié, salle Serres, n° 12. Renot Joseph, 45 ans, cordonnier, lésions doubles, vénitien type. Pas d'antécédents.

7. — Laënnec, salle Rostan, lit 14. Lagrange Alexandre, 35 ans, menuisier, vénitien par barbe et pubis, phymatose troisième degré. Pas d'antécédents.

8. — Laënnec, salle Trousseau, n° 4. Favelle Paul, 37 ans, doreur, vénitien type, phymatose premier degré.

9. — Laënnec, salle Trousseau, n° 5. Lorger Jules, terrassier, vénitien par barbe et pubis, phymatose troisième degré. Pas d'antécédents.

10. — Laënnec, salle Rostan, lit 18. Lemoal Joseph, 30 ans, bijoutier, vénitien par la barbe et le pubis, phymatose troisième degré Pas d'antécédents.

11. — Laënnec, salle Rostan, lit 19. Combrouze Eugène, employé, 31 ans, vénitien par la barbe et le pubis, lésions tuberculeuses doubles. Pas d'antécédents.

12. — Laënnec, salle Rostan, lit 24. Sorery, corroyeur, vénitien type barbe et pubis, phymatose troisième degré. Pas d'antécédents.

13. — Laënnec, salle Béhier, lit 18. Jean Peirel, passementier, 43 ans, vénitien type, phymatose double.

14. — Laënnec, salle Behier, lit 24. Deschuet, vénitien type, tuberculeux. Pas d'antécédents.

15. — Pitié, salle Serres, lit 2. Hillion Victor, 49 ans, journalier, vénitien type, phymatose. Pas d'antécédents.

16. — Saint-Antoine, salle Andral, lit 48. Thiébaut Henri, 31 ans, journalier, vénitien par la barbe et le pubis, lésions doubles. Pas d'antécédents.

17. — Saint-Antoine, salle Andral, lit 36. Sauligues François, 33 ans, maçon, lésions doubles, vénitien par la barbe et le pubis. Pas d'antécédents.

18. — Necker, salle Sainte-Eulalie, lit n° 1. Despagne Augustine, 23 ans, domestique, vénitienne type, phymatose troisième degré. Pas d'antécédents.

19. — Necker, salle Saint-Luc. Schwartz François, 46 ans, tailleur de pierres, lit n° 2, lésions doubles, vénitien type. Pas d'antécédents.

20. — Necker, salle Saint-Luc, n° 7. Lacour, 35 ans, opiticien, vénitien et tuberculeux. Pas d'antécédents.

21. — Tenon, salle Lelong, n° 9. Vallette Louis, 29 ans, garçon de cuisine, entré le 30 mars, vénitien type, phymatose sommet droit. Pas d'antécédents.

22. — Tenon, salle Lelong, n° 20. Longchamp François, 27 ans, gardien de la paix, légèrement vénitien barbe et pubis, lésions doubles. Pas d'antécédents. Alcoolique.

23. — Tenon, Marret Jean, 53 ans, terrassier, salle Lelong, lit 3, entré le 6 avril, vénitien type par la barbe et le pubis, lésions doubles, phymatose troisième degré. Mère rousse morte phymateuse. Pas d'antécédents strumeux ou arthritiques, syphilis en 1860, conservation de l'embonpoint, mort, autopsie.

24. — Tenon, salle Béhier, lit 11. Corbin Marie, 30 ans, domestique. Mère rousse morte phymateuse, tuberculose troisième degré. Vénitienne complète. Pas d'antécédents.

25. — Tenon, salle Béhier, lit n° 1. Guilleret, 28 ans, domestique, vénitienne par les cheveux et le pubis, phymatose troisième degré. Pas d'antécédens.

26. — Tenon, salle Béhier, lit 24. Ruff Francine, 24 ans, employée,

tuberculose deuxième degré, vénitienne par l'extrémité des cheveux, double teinte. Pas d'antécédents strumeux ni arthritiques.

27. — Tenon, salle Lelong, lit 3. Massard Louis, entré le 31 mai, 23 ans, domestique, vénitien par la barbe et le pubis. Tuberculeux sans antécédents.

28. — Tenon, salle Lelong, n° 20. Pelant Armand, serrurier, 28 ans, phymateux, vénitien. Pas d'antécédents, variole dans l'enfance.

29. — Tenon, salle Lelong, lit 14. 24 mai. Dalleir Jean, 39 ans, boutonnier, vénitien, tuberculeux. Pas d'antécédents.

30. — Tenon, salle Lelong, lit 26. Lombard Joseph, 26 ans, ajusteur, paludéen-syphilitique. Mère rousse tuberculeuse, phymatose double, vénitien type, nécropsie.

31. — Necker, salle Saint-Luc, lit 13. Lekmann François, 65 ans, cocher, vénitien, tuberculeux, alcoolisme. Pas d'antécédents.

32. — Necker, salle Saint-Luc, n° 15. Marc, 42 ans, garçon boucher, vénitien, tuberculeux. Pas d'antécédents.

33. — Enfants-Malades, salle Saint-Come, lit 7. Georges Arnoult, 8 ans, arthrite tuberculeuse genou gauche, vénitien type.

34. — Enfants-Malades, salle Saint-Come. Durand Étienne, 5 ans, abcès froid de la cuisse, vénitien type.

35. — Tenon, salle Bouillaud, lit 8. 13 avril. Blovie Élisa, 24 ans, modiste, vénitienne, tuberculeuse. Pas d'antécédents.

36. — Tenon, salle Bouillaud, n° 9. Rantoins, 17 ans, brunisseuse, vénitienne, tuberculeuse. Pas d'antécédents.

37. — Tenon, salle Bouillaud, n° 10. Faucheur, 19 ans, blanchisseuse, vénitienne, tuberculeuse. Pas d'antécédents.

38. — Tenon, service annexe, salle deuxième gauche, lit n° 17. Pillard René, 49 ans, chauffeur, vénitien type barbe et pubis, phymatose troisième degré. Pas d'antécédents.

39. — Tenon, salle deuxième gauche, n° 16. Hitz Henri, 37 ans, tailleur de pierres, vénitien type par la barbe et le pubis, phymatose. Pas d'antécédents.

40. — Tenon, salle deuxième gauche, n° 5. Michel Wandelin, 36 ans, boulanger, vénitien, tuberculeux, blépharites dans l'enfance.

41. — Necker, salle Sainte-Eulalie, lit 11. Delmarche Zoé, 23 ans, ouvrière en tabacs, vénitienne, tuberculeuse. Pas d'antécédents.

42. — Necker, salle Sainte-Eulalie, lit 15. Aché Adèle, 26 ans, domestique, vénitienne, tuberculeuse. Pas d'antécédents.

43. — Necker, salle Sainte-Eulalie, lit 21. Delaloy Germaine, 15 ans, vénitienne, phymateuse. Pas d'antécédents.

44. — Tenon, salle 2me gauche, service de M. Du Castel, lit 25. Grenouillet, 23 ans, employé, roux généralisé. Mère rousse phymateuse, lésions doubles. Pas d'antécédents personnels.

45. — Tenon, salle 2me gauche, lit 7. Bunel Louis, 25 ans, mécanicien, entré le 2 avril, vénitien mixte par les cheveux, type

complet par la barbe et le pubis, tuberculose 3me degré. Pas d'antécédents.

46. — Tenon, salle 2me gauche, lit 3. Krebs Gustave, 25 ans, cordonnier, vénitien, tuberculeux. Pas d'antécédents.

47. — Tenon, salle 2me gauche, lit 10. Couturier, 25 ans, journalier, vénitien, tuberculeux.

48. — Tenon, salle 1re gauche, lit 12. Miller Jules, 45 ans, journalier, vénitien, tuberculeux. Pas d'antécédents.

49. — Tenon, salle 1re gauche, lit 8. Chaput Jacques, 26 ans, employé, vénitien, tuberculeux.

50. — Tenon, salle 1re gauche, lit 4. Guérin Gustave, 32 ans, journalier, roux généralisé, phymatose 3me degré. Sans antécédents.

51. — Tenon, salle 1re gauche, lit 24. Paul Zebesgues, 28 ans, employé, vénitien type par la barbe, syphilis, rhumatisme.

52. — Tenon, salle 2me droite, lit 2. Verlende Louise, 29 ans, blanchisseuse, vénitienne, tuberculeuse.

53 — Tenon, salle 1re droite, lit 14. Pasquier Pauline, 23 ans, couturière, rousse généralisée, phymatose 2me degré. Pas d'antécédents.

54. — Tenon, salle 1re droite, lit 25. Bernard Marie, 34 ans, perleuse, vénitienne type, lésions doubles. Pas d'antécédents.

55. — Tenon, 1re droite, lit 6. Vinot Caroline, 19 ans, ferblantière, vénitienne complète. Mère rousse, phymateuse. Pas d'antécédents personnels, phymatose 3me degré.

56. — Tenon, salle Lelong, lit 2. Boucaud Pierre, 27 ans, distillateur, tuberculose 3me degré, vénitien type. Pas d'antécédents.

57. — Tenon, salle Lelong, lit 5. Lantin Louis, 23 ans, imprimeur, atrophie musculaire progressive, vénitien par le pubis.

58. — Tenon, salle Lelong, lit 7. Michelin Élisée, 19 ans, forgeron, vénitien, tuberculeux. Pas d'antécédents.

59. — Saint-Antoine, salle Andral, lit 38. Lepart Léon, brossier, 42 ans, vénitien, tuberculeux. Pas d'antécédents.

60. — Saint-Antoine, salle Andral, lit 40. Guéreux, 29 ans, cocher, vénitien, tuberculeux. Pas d'antécédents.

61. — Saint-Antoine, salle Andral, lit 45. Chapius Clément, 19 ans, garçon marchand de vins, lésion tuberculeuse sommet droit, vénitien type. Pas d'antécédents.

62. — Saint-Antoine, salle Andral, lit 46. Cachet Joseph, charretier, 39 ans, lésions doubles, vénitien. Pas d'antécédents.

63. — Tenon. salle Lelong, lit 12. Walder, 34 ans, journalier, vénitien type par la barbe et le pubis, tuberculose troisième degré. Pas d'antécédents personnels, misère, alcoolisme, autopsie.

64. — Tenon. Boujot Adrien, salle Lelong, lit n° 15. Roux complet, tuberculose troisième degré.

65. — Tenon, salle Lelong, lit 19. Blanc Jean, journalier, 36 ans, tuberculeux, vénitien barbe et pubis. Pas d'antécédents.

66. — Necker, salle Sainte-Eulalie, lit 31. Blondeau Jenny, 23 ans fleuriste, vénitienne par le pubis, phymatose troisième degré.

67. — Necker, salle Sainte-Eulalie, lit 25. Bernard Jeanne, 23 ans, domestique, vénitienne type, phymateuse. Pas d'antécédents.

68. — Tenon, salle Colin, lit 22. Robert Marie, couturière, phymatose 2me degré sommet droit, vénitienne complète. Pas d'antécédents.

69. — Tenon, salle Colin, lit 2. Croisier Hyacinthe, 34 ans, domestique, phymatose troisième degré, vénitienne, rougeole et scarlatine dans l'enfance. Pas d'antécédents strumeux ni arthritiques.

70. — Tenon, salle Colin, lit 19. Taton Céline, 22 ans, fleuriste, tuberculose troisième degré, vénitienne légère. Pas d'antécédents.

71. — Tenon, salle Axenfeld, lit 5. Regnier, 39 ans, employé, phymatose troisième degré, barbe et pubis franchement roux. Pas d'antécédents.

72. — Tenon, salle Axenfeld, lit 2. Eugène Martin, 40 ans cordonnier, vénitien, tuberculeux.

73. — Tenon, salle Axenfeld, n° 3. Chevalier Georges, 19 ans, maçon, vénitien, tuberculeux. Pas d'antécédents.

74. — Tenon, salle Axenfeld, lit n° 4. Blanchet François, 48 ans, charretier, phymatose troisième degré, type vénitien par la barbe et le pubis.

75. — Tenon, salle Colin. Blondin Emma, 31 ans, plumassière, vénitienne, tuberculose troisième degré, rougeole dans l'enfance. Pas d'antécédents, morte le 30 mai. Autopsie.

76. — Tenon, salle Bichat, lit n° 11. Forest Charles, 32 ans, tuberculose sommet gauche, type vénitien. Pas d'antécédents.

77. — Tenon, salle Bichat, lit 22. Corroyer Joseph, 47 ans, mécanicien, lésions sommet droit, vénitien ardent par la barbe et le pubis. Pas d'antécédents.

78. — Tenon, salle Bichat, lit 21. Sidon Charles, vénitien, tuberculeux. Pas d'antécédents.

79. — Tenon, salle Bichat, lit n° 1. Boissé Jean, 26 ans, lésions doubles, poils pubiens rouges. Pas de strume ni de rhumatisme.

80. — Tenon, salle Bichat lit 10. Coutaz Joseph, 36 ans, journalier, vénitien par la barbe et le pubis, tuberculose troisième degré.

81. — Tenon, salle Bichat, lit 20. Brouet Camille, 46 ans, mouleur, vénitien, tuberculeux. Pas d'antécédents.

82. — Tenon, salle Bouillaud. Clarisse Brocard, 40 ans, type vénitien, Mère rousse, morte phymateuse, tuberculose troisième degré.

83. — Tenon, salle Bouillaud, lit 16. Julie Cahen, 17 ans, fleuriste, vénitienne type, phymatose sommet droit. Pas d'antécédents.

84. — Tenon, salle Lelong, lit 2. Lapierre Léon, lésions doubles, vénitien type.

85. — Tenon, salle Valleix, lit 10, 5 mai. Galand Marguerite, 26 ans, lésions sommet droit, vénitienne type. Mère rousse phymateuse.

86. — Tenon, salle Rayer, lit 22. Thyry Mathilde, vénitienne, tuberculeuse.

87. — Tenon, salle Rayer, lit 12. Paris Louise, vénitienne, tuberculeuse.

88. — Tenon, salle Rayer. Lassair Françoise, vénitienne, tuberculeuse.

89. — Tenon, salle Gerando. Pigeon, lit 9, vénitien, tuberculeux.

90. — Tenon, salle Bouillaud, lit 11, pleurésie du sommet gauche, tuberculeuse, vénitienne. 15 janvier 83.

91. — Hôpital des Tournelles, salle des hommes 1, lit 1. Ganichon François, 48 ans, vénitien type, phymatose deuxième degré. Pas d'antécédents.

92. — Salle des hommes n° 1, lit 8. Derungs Antoine, 23 ans, type vénitien, phymatose troisième degré. Pas d'antécédents.

93. — Tournelles, hommes n° 2, lit 4. Salles Léon, 25 ans, vénitien type, phymatose troisième degré.

94. — Tournelles, hommes n° 2, lit 11. Mars Michel, 38 ans, vénitien type, tuberculeux. Pas d'antécédents.

95. — Tournelles, hommes n° 2, lit 8. Malich Louis, 20 ans, vénitien type, troisième degré.

96. Tournelles, hommes n° 1, lit 43. Lhermite, 37 ans, vénitien type au pubis, phymatose troisième degré.

97. — Tournelles, femmes, lit 12. Kahn Anna, 29 ans, rousse complète, mère rousse phymateuse, tuberculose troisième degré.

98. — Tournelles, femmes, lit n° 21. Gaucher Louise, 28 ans, vénitienne, tuberculeuse.

99. — Tournelles, femmes, lit 14. Lambard Françoise, vénitienne, tuberculeuse.

100. — Tournelles, femmes, lit 34. Varin Louise, 41 ans, rousse complète, lésions doubles troisième degré. Pas d'antécédents.

Nous pouvons ajouter à ces observations qui nous sont personnelles, les suivantes qui nous ont été communiquées.

De la fin de 1879 à 1882, au Bureau central des hôpitaux, sur 100 malades notoirement roux, 2/3 hommes, 1/3 femmes, demandant à entrer à l'hôpital, M. Landouzy n'en a trouvé que six qui ne fussent pas tuberculeux, chiffre qui se rapproche du nôtre, comme on le voit. En mai 1882, service de Cochin (Baraques) notre excellent maître relève 16 observations de roux. 10 hommes, 9 tuberculeux, 6 femmes, 5 tuberculeuses.

De juillet à décembre 1882, pendant la suppléance de MM. Hardy, Peter et Bernutz à la Charité, 27 roux, 27 tuberculeux, entre autres une femme de 36 ans, L... M... ayant tous les attributs de la vénitienne, morte d'un pseudo-rhumatisme dans le service de M. Bernutz. L'examen minutieux des méninges, des poumons, des plèvres, des intestins n'ayant montré aucune trace de tuberculose, nous allions compter L. au nombre des rares vénitiennes non tuberculeuses quand l'examen attentif des ligaments larges et des trompes fit voir de très belles granulations tuberculeuses miliaires.

Signalons encore les relevés de quelques consultations de Tenon.

Avril. .	4	5 roux	4 tuberculeux.
	11	4 —	4 —
	18	6 —	6 —
	25	5 —	5 —
Mai . . .	7	3 roux	3 tuberculeux.
	13	5 —	4 —
	20	4 —	4 —
	27	7 —	7 —

Le 8 juin. — 2 roux, 2 tuberculeux, à la même consultation. W... Marie, 28 ans, vénitienne type, nous amène son enfant, petite fillette, 4 ans, convalescente de rougeole, rousse parfaite, signes de ramollissement des 2/3 supérieurs du poumon gauche, râles au sommet droit.

Une femme de 29 ans rousse, nous amène sa fille, âgée de deux ans, rousse, broncho-pneumonie tuberculeuse. Certains symptômes nous font suspecter un commencement de méningite tuberculeuse.

Il nous faut avouer que nous sommes resté interdit, devant la brutalité des faits, l'éloquence des chiffres, tant les résultats auxquels nous étions arrivé dépassaient nos prévisions. Nous avons repris avec soin chacune de nos observations, les contrôlant l'une après l'autre, nous n'avons pu que constater ce fait que la tuberculose chez les roux de nos hôpitaux est d'une fréquence extrême.

D'après M. Landouzy il y aurait quatre tuberculeux sur cinq vénitiens, nos recherches nous ont montré qu'il fallait augmenter de beaucoup cette proportion, sur vingt vénitiens il y a en moyenne dix-neuf tuberculeux. Nous pouvons donc formuler sans crainte cette règle générale que tout vénitien rencontré dans nos hôpitaux est tuberculeux ou candidat officiel à la tuberculose. Loin de nous l'idée de soutenir qu'une telle règle ne comporte point d'exceptions. Il n'y a rien d'absolu, nous ne le savons que trop, dans le domaine médical. Il n'en reste pas moins établi que le terrain vénitien est un des plus favorables, un des mieux aménagés pour le développement du tubercule.

Il convient de faire observer que nos recherches n'ont porté que sur nos hôpitaux, c'est-à-dire sur un milieu composé d'individus de la classe pauvre de la société. Cette fréquence des vénitiens tuberculeux serait-elle aussi grande hors notre champ d'observation, dans la pratique de la ville? Nous ne pouvons que poser la question, sans y répondre, n'ayant point les éléments nécessaires, l'expérience indispensable pour résoudre un semblable problème.

Il se peut que de meilleures conditions sociales influent sur cette réceptivité singulière en modifiant le terrain d'une certaine façon, mais ce n'est là qu'un peut-être, en réalité, nous n'en savons rien.

Dans le cours de nos recherches nous avons fait une remarque qui a bien son intérêt.

C'est que les vénitiens, si fréquents dans nos services de médecine, deviennent presque une rareté dans les services de chirurgie. C'est ainsi que nous avons pu parcourir plusieurs salles de chirurgie, par exemple, les salles Sainte-Vierge à la Charité, Saint-Augustin aux Enfants, Saint-Vincent et Saint-André à Necker etc...., sans en découvrir un seul. C'est là un fait curieux qui met bien en lumière, la forme surtout pulmonaire que revêt la tuberculose du vénitien.

Bien que la réceptivité du type roux pour la phymatose soit un fait évident, nous sommes intimement convaincu qu'on ne manquera guère de soulever quelques objections à notre manière de voir. On nous dira assurément que tous les tuberculeux ne sont pas vénitiens et l'on ne s'apercevra pas qu'on renverse ainsi les termes de notre proposition.

Non, évidemment tous les tuberculeux ne sont pas vénitiens, mais ce que nous prétendons, ce que nous affirmons même de la façon la plus absolue c'est que presque tous les vénitiens sont phymateux.

Quant à la fréquence de la tuberculose chez les noirs, sa fréquence moyenne chez les blonds du nord, ce sont des arguments auxquels nous n'avons pas à répondre.

La première objection détruit les deux autres, nous n'avons pas à sortir de notre champ d'observation pour les combattre : la fréquence de la tuberculose chez les vénitiens, reste une chose acquise, un fait indéniable.

Il suffira, nous n'en doutons pas, que l'attention ait été éveillée sur ce point pour que l'observation de tous les praticiens vienne corroborer nos assertions.

DEUXIÈME PARTIE

Les affinités de la tuberculose pour les types vénitiens étant mises en lumière il nous faut aborder maintenant la seconde partie de ce travail, *la question de pratique* : question importante à tous les points de vue.

Le terrain roux étant un des mieux aménagés pour l'éclosion et le développement de la tuberculose, on comprend avec quelle sollicitude, de quel œil inquiet, il conviendra de surveiller le développement des individus vénitiens.

Qu'on prenne garde de s'en laisser imposer par les dehors d'une santé florissante, des apparences plantureuses, la réceptivité n'en existe pas moins et pour être caché le péril n'en est que plus grand.

Tout vénitien doit être pour nous un suspect, et si nous ne voulons pas nous trouver pris au dépourvu, il faut que notre attention soit toujours en éveil contre l'éventualité d'une tuberculose possible, il nous faut toujours redouter l'invasion de la maladie qui menace.

Il y a encore dans la connaissance de ces faits, un élément diagnostique qu'on ne saurait négliger toutes les fois qu'on soupçonne une tuberculose et que les signes physiques ne sont pas assez nets pour entraîner la certitude.

On voit donc que si nous avons insisté tout particulièrement sur la réceptivité des roux pour la tuberculose, si nous nous sommes efforcé de mettre ce fait en pleine lumière, de l'établir sur une base solide d'observations, ce n'est pas pour obéir à un vain caprice, pour signaler un fait nouveau ou à peine entrevu, mais bien pour en faire ressortir les conséquences pratiques, les seules qui doivent nous intéresser.

Et ce n'est pas seulement une question de séméiotique, de diagnostic présomptif, de prophylaxie qui se trouve renfermée dans le fait de cette réceptivité, c'est encore tout un chapitre d'hygiène et un chapitre qui n'est pas des moins intéressants. L'imminence de la tuberculose étant toujours présente à l'esprit, il faudra entourer de soins spéciaux l'élevage, le régime, l'éducation des types vénitiens ; il faudra veiller sur eux avec une attention soutenue et toujours craindre dans l'incursion d'une bronchite, le premier cri de la tuberculose.

Cette sollicitude de tous les instants ne doit pas servir seulement à mettre le vénitien en garde contre le danger qui le menace directement, mais aussi contre ceux qui peuvent l'atteindre d'une façon détournée : c'est ainsi qu'il faudra les éloigner avec soin de certains milieux qui ne feraient que favoriser leur prédisposition à la tuberculose — nous citerons en première ligne le milieu hospitalier qui surtout leur paraît fatal — c'est ce qui ressort clairement des observations de M. Landouzy qui, sur sept infirmiers roux a noté sept fois la tuberculose.

Enfin, si les idées de sélection entraient, comme cela serait tant à désirer, en considération dans les unions, les mariages entre roux devraient se faire avec circonspection.

TROISIÈME PARTIE

Mais il ne suffit pas d'avoir mis en lumière la prédisposition remarquable du vénitien à la tuberculose, il nous faut encore envisager l'autre côté du problème, rechercher les causes de cette fréquence, le pourquoi et le comment de cette réceptivité singulière.

Ce n'est pas évidemment parce qu'un individu est roux et par cela seul qu'il est roux, qu'il se trouve mieux prédisposé que tout autre à recevoir le tubercule, c'est parce que derrière cette coloration des cheveux, il y a autre chose, constitution ou tempérament tarés, terrain vicié, c'est ce que nous nous efforcerons de reconnaitre.

Mais pour nous faire une idée bien précise de la place qu'il faut réserver aux vénitiens, dans la classification des tuberculeux, il convient de jeter les regards en arrière et de voir les modifications successives subies par cette classification.

Les anciens avaient bien compris qu'il ne suffit pas de connaitre par quels côtés les malades se ressemblent, qu'il faut savoir aussi par quels points ils diffèrent ; que si tous les tuberculeux sont parents, s'ils appartiennent tous à la grande famille tuberculeuse, ils y appartiennent à des degrès bien divers, à des titres différents suivant leur mode particulier de réagir vis à vis le tubercule.

Morton est le premier qui aborda la question de front et essaya d'esquisser les différents types de tuberculeux.

Mais emporté par son esprit d'analyse, il poussa trop loin ses divisions et prenant souvent l'effet pour la cause, décrivit à côté des phthisies scrofuleuses et arthritiques la phthisie chlorotique, leucorrhéique, sudorale, etc...

Cette façon nouvelle et séduisante d'envisager la tuberculose charma les esprits de l'époque et les idées mortoniennes régnèrent bientôt sans conteste ; tous voulurent mettre la main à l'édifice nouveau qui surgissait, mais n'ayant ni le même point de départ, ni les mêmes points de repère, ils arrivèrent bientôt aux résultats les plus opposés. C'est ainsi qu'on voit Baumetz réduire toute la classification de Morton à deux ou trois types principaux, tandis que Sauvage en admet jusqu'à vingt.

Il est difficile de s'entendre sur un pareil terrain et la confusion était arrivée à ses dernières limites quand la découverte de l'auscultation vint jeter les esprits dans une voie toute nouvelle et couvrir de discrédit les idées de Morton.

On ne s'occupe plus dès lors de distinguer les phtisiques entre eux, il semble que la tuberculose étant une dans ses formes anatomo-pathologiques, elle doive conserver la même unité dans ses formes cliniques.

On s'aperçut bientôt que dans l'enthousiasme inséparable de toute découverte, on était allé beaucoup trop loin et que les signes stéthoscopiques, malgré leur haute valeur, demeuraient impuissants à résoudre seuls le problème diagnostique et étiologique toujours si difficile de la tuberculose. On revint peu à peu aux idées anciennes, on s'efforça de séparer de nouveau ceux qu'on avait tenté de réunir.

Pour ne citer que les contemporains, le professeur Peter indique à son tour, dans ses leçons cliniques, les lignes de démarcation qui séparent les tuberculeux, et la faute qu'il y aurait à les confondre.

En 1880, le Dr Ferrand, dans son remarquable ouvrage de la phtisie, esquisse une classification de tuberculeux, il n'admet que trois espèces de tuberculose : phtisie acquise, phtisie scrofuleuse, phtisie arthritique ; qu'il subdivise en phtisies lymphatiques, sanguines, nerveuses, ce qui correspond aux types signalés par notre excellent maître le Dr Quinquand dans sa thèse inaugurale, type mortonien, type vasculaire, type irritable.

Mais c'est en vain qu'on interroge tout ce qui a été dit et écrit sur la matière. On ne trouve nulle part, ni dans les classifications trop vastes des anciens, ni dans celles trop étroites des modernes, la véritable place que doit occuper le vénitien.

Serions-nous autorisés à le ranger dans la première classe de Ferrand, à en faire un exemple de phtisie acquise? Mais quelle est la phtisie qui n'est pas acquise dans le sens strict du mot? On l'a dit et répété bien souvent, on nait arthritique, scrofuleux, on devient tuberculeux ! On hérite de la prédisposition, on n'hérite pas de la tuberculose. On reçoit le terrain, on acquiert soi-même la graine tuberculeuse.

Ce n'est pas davantage parmi les arthritiques qu'il conviendra de classer le vénitien. Sur les cent vénitiens par nous observés, nous n'avons trouvé qu'une fois des antécédents rhumatismaux et encore est-il permis de tenir ces antécédents en suscipion. Le malade (n° 51) avait eu des douleurs vagues dans les membres, mais ne dut jamais s'aliter, le cœur était parfaitement sain.

Le vénitien diffère d'ailleurs complètement de l'arthritique, non-seulement par ses caractères extérieurs, mais par les caractères cliniques, la forme spéciale de sa tuberculose, comme nous le verrons plus tard.

Quant au type scrofuleux, lui aussi, est bien loin du type vénitien, moins loin que les autres cependant.

Nous avons recherché avec soin les antécédents strumeux chez tous nos malades. Il nous a été impossible d'en trouver chez aucun.

Nous devons avouer que dans ces recherches, nous nous en sommes tenu aux signes classiques de la scrofule, adénite cervicale antérieure, abcès froids pré-maxillaires, eczéma impétigineux à répétition, déchirure du lobule de l'oreille, blépharites ciliaires invétérées, etc. Sommes-nous autorisé avec ces seuls éléments à nier d'une façon absolue l'existence de la scrofule chez les vénitiens ? parce que nous n'avons pu en trouver de traces palpables, visibles, parce qu'il nous a été impossible de trouver sa signature à la surface de la peau, sommes-nous en droit de prétendre que la strume n'a pas existé, au premier âge de l'enfance ?

Sans doute ce serait s'exposer, peut être à des erreurs, que de se montrer ici tout-à-fait absolu : mais l'hypothèse d'une strume infantile, pouvant toujours être mise en avant, pour tous et partout, comment serait-il encore possible de distinguer les scrofuleux de ceux qui ne le sont pas ? C'est ce qui fait justice d'une semblable objection.

La seule et véritable classe où doit être rangé le vénitien est celle des lymphatiques. C'est en effet avant tout un lymphatique, il en possède tous les attributs et c'est à ce titre qu'il fait de la tuberculose.

Mais nous dira-t-on tous les lymphatiques ne sont points candidats à la tuberculose? Sans aucun doute, et si le vénitien passe directement et avec tant de facilité de son lymphatisme à la tuberculose, sans avoir besoin d'être aidé par la scrofule ou l'arthritisme, c'est que cette constitution lymphatique se trouve puissamment secondée dans cette voie par un ensemble de conditions organiques et dynamiques, un tempérament spécial que nous désignerions volontiers sous le nom de tempérament roux, tempérament vénitien.

Nous ne créons rien — le fait est là — nous ne faisons que le traduire et l'interprêter. C'est donc à la réunion de ces deux éléments, tempérament et constitution, au terrain en un mot qu'il semble convenir de rattacher cette réceptivité extraordinaire que nous avons signalée. Nous sommes d'accord en cela avec notre maître M. Landouzy, qui regarde le terrain comme la moitié de la question étiologique de la tuberculose.

Et cela est si vrai, cette question de terrains tellement prépondérante que nous en trouvons, dans le domaine même de la pathologie des exemples frappants.

Ce que nous voyons pour la tuberculose et le terrain vénitien, nous le voyons encore pour d'autres maladies parasitaires. C'est ainsi que le microsporon furfur ne végète que sur les arthritiques, les teignes sur les jeunes sujets, la syphilis sur le terrain humain presque exclusivement. Il en est de même du favus dont notre savant maître M. le Dr Besnier diagnostiquait souvent l'existence par l'âge seul du sujet. Nous savons tous également que certains états morbides influent sur certains autres, que les cardiopathes, par exemple, sont des plus réfractaires à la tuberculose! Une incursion sur le terrain de la pathologie comparée pourrait encore nous fournir de nombreuses preuves de ces affinités morbides, que nous ne nous expliquons pas, mais que nous ne saurions nier.

Nous ne saurions mieux faire que de repoduire les lignes suivantes de l'auteur « *De l'origine des espèces.* »

« Certaines couleurs, dit Darwin, et certaines particularités constitutionnelles vont ordinairement ensemble : je pourrais citer bien des exemples remarquables de ce fait chez les animaux et chez les plantes. D'après un grand nombre de faits recueillis par Heusinger, il paraît que certaines plantes incommodent les moutons et les cochons blancs, tandis que les individus à robe foncée s'en nourrissent impunément. Le professeur Wiman m'a récemment communiqué une excellente preuve de ce fait. Il demandait à quelques fermiers de la Virginie pourquoi ils n'avaient que des cochons noirs; ils lui répondirent que les cochons mangent la racine du Lacknanthe qui colore leurs os en rose et qui fait tomber leurs sabots, effet qui se produit sur toutes les variétés, sauf sur la variété noire. »

Nous signalerons encore les faits relatés dans une lettre que M. le professeur Trasbot d'Alfort a eu l'amabilité d'envoyer sur ce sujet à notre maître M. Landouzy.

« J'ai remarqué depuis longtemps, dit-il, que toutes les maladies constitutionnelles sont beaucoup plus fréquentes chez les animaux à pelage blanc ou très clair que chez les autres, et cela dans la plupart des espèces, je dirai même volontiers dans toutes.... non seulement la mélanose, mais toutes les néoplasies sont infiniment plus fréquentes chez les animaux à pelage blanc ou très clair ou à peau non ou peu pigmentée. A mesure que j'observe des faits, cette loi se confirme pour moi. Mais elle n'embrasse pas seulement les tumeurs de toute nature.

La tuberculose parait également lui obéir. Il y a bon nombre d'années déjà j'ai entendu dire à plusieurs éleveurs que les vaches *ayant beaucoup de blanc* étaient plus spécialement prédisposées à la phtisie.

J'ai cherché à contrôler cette opinion et tout ce que j'ai pu observer tend à la justifier..... il semble en réalité que la teinte du poil et de la peau coexiste avec certaines aptitudes physiologiques. »

L'autorité, la haute compétence des auteurs que nous venons de citer n'ajoutent qu'un poids de plus aux affinités pue nous avons signalées de la tuberculose pour les terrains roux.

Cette importance des terrains n'est pas d'ailleurs une question toute récente. Villemin en parle déjà en 1868 dans son travail sur la tuberculose..... « la tuberculose se traduisant, dit-il (page 302), par une lésion du système lymphatico-conjonctif, il n'y a rien d'inadmissible à ce que le degré d'irritabilité de ce système, sur lequel repose le tempérament ne corresponde dans une certaine limite, au degré d'aptitude à contracter la tuberculose en face de l'agent étiologique de cette redoutable affection ».

Mais il faut l'avoner, si nous cherchons à pénétrer davantage ce problème, si sans nous arrêter à cette prédisposition singulière nous voulons en connaître le pourquoi, notre embarras devient extrême.

Le vénitien est tout prêt pour la tuberculose ! Voilà un fait ! Comment ? Probablement en vertu de certaines conditions de terrain, favorables à sa germination ! Pourquoi ? Nous n'en savons rien. Il ne faut pas se le dissimuler, tout est encore à faire dans cette voie. Ce n'est partout qu'ignorances, incertitudes, difficultés de toute sorte, mais la grandeur de l'édifice à construire ne doit pas nous empêcher d'y apporter notre pierre, quelque légère qu'elle soit.

QUATRIÈME PARTIE

C'est presque réciter de l'histoire ancienne que de dire que chaque phtisique a sa façon à lui d'être tuberculeux. Ce qu'il importe surtout de connaître c'est l'influence des terrains sur le développement de la tuberculose. Cette question des terrains jointe à celle du germe infectieux, prime toutes les autres; c'est de ce côté que doit s'élargir le champ de la phisiologie, c'est là le point véritablement capital, aussi notre excellent maître le Dr Landouzy a-t-il pu dire avec raison (leçons faites à la Charité) : « qu'étant donné, l'âge, la constitution et le tempérament d'un individu, tout médecin éclairé pourra pressentir ce que donnera chez lui la tuberculose. » Dis-moi qui tu es, c'est-à-dire quel terrain tu possèdes et je te dirai quel tuberculeux tu feras. »

Chaque tuberculeux ayant sa façon à lui de réagir contre le tubercule, faisant sa tuberculose à sa manière, il importe d'examiner comment le vénitien gère et cultive son terrain, comment il se conduit vis-à-vis la tuberculose.

Disons-le tout de suite; ce qui nous a le plus frappé chez les vénitiens tuberculeux que nous avons eu l'occasion d'observer, c'est le contraste saisissant, le désaccord singulier qui semblait d'ordinaire exister entre les signes extérieurs et le degré des lésions pulmonaires. C'est ainsi qu'avec une tuberculose au troisième degré, avec des sommets littéralement troués de cavernes, nous avons vu la plupart de nos malades conserver une apparence trompeuse de santé. La cachexie semble chez eux chose exceptionnelle, ils restent en réalité jusqu'à la mort plus tuberculeux que phtisiques. Dans les quatre autopsies que nous avons eu l'occasion de pratiquer nous avons trouvé les malades quelques jours avant leur mort dans un état physique qui était loin de laisser prévoir un dénouement à si brève échéance.

La tuberculose semble débuter chez le vénitien d'une façon lente et insidieuse. Peu ou pas d'hémoptysies, sueurs faciles et abondantes.

Nous insistons d'une façon toute particulière sur les caractères de ces sueurs. De tous les tuberculeux, le vénitien est celui qui sue le plus facilement.

Ces sueurs se généralisent à toute l'étendue du corps, sans présenter de localisations spéciales. Elles présentent une odeur *sui generis* très accentuée, et rendent la peau grasse, comme huileuse.

L'état général semble rester parfois tellement satisfaisant qu'il égarerait le diagnostic, si l'habitus du malade, la livrée d'or du vénitien n'était là pour éveiller de légitimes inquiétudes.

L'appétit se conserve longtemps, les fonctions digestives demeurant à la hauteur de leur tâche jusqu'aux limites les plus reculées, ce qui pourrait expliquer à la rigueur, cette conservation surprenante de l'embonpoint, cette figure « pleine » que Morton signalait chez certains strumeux. C'est avec le même calme trompeur que le malade passe de la deuxième à la troisième période. C'est plus que de la tolérance, c'est de l'indifférence la plus absolue, la plus complète du poumon pour le tubercule, de l'économie pour le poumon.

Les sueurs continuent pendant cette dernière période, la toux devient humide et grave, l'hémoptysie reste exceptionnelle, la cachexie, une rareté, pas d'œdème, pas d'eschares, pas d'accidents ultimes.

Le mouvement fébrile vespéral s'accentue de plus en plus. Pas de diarrhée à forme ulcéreuse, si fréquente chez les scrofulo-tuberculeux. En résumé, peu de réaction ; phtisie-torpide, telle est d'ordinaire l'évolution clinique de la phtisie du vénitien.

Quant à l'évolution anatomo-pathologique nous ne ferons que la signaler. Nous avons rencontré les lésions de la phtisie caséeuse, foyers multiples, comprenant le plus souvent une très grande étendue du lobe pulmonaire, çà et là foyers caséeux, en voie d'élimination, foie très gras, pas de lésions appréciables des autres organes.

La fréquence de la tuberculose chez les vénitiens de nos hôpitaux n'est donc pas une simple vue de l'esprit, une pure curiosité d'observation clinique : elle répond à un type bien défini, bien net, présentant une évolution morbide tout à fait spéciale.

CONCLUSIONS

1° La tuberculose est d'une fréquence extrême chez les roux de nos hôpitaux, chez les malades du type vénitien ;

2° En règle générale tout vénitien, prédisposé à la tuberculose, est suspect de tuberculose ;

3° Le comment de cette réceptivité extraordinaire semble devoir se rattacher à certaines conditions de terrain ;

4° La tuberculose évoluant sur le terrain vénitien semble présenter une allure spéciale, tant clinique qu'anatomique ;

5° La prédisposition des roux à la tuberculose étant établie, il en découle d'importantes notions de séméiotique, de pathologie, et d'hygiène générale.

Imp. A. DERENNE, Mayenne. — Paris, boul. Saint-Michel, 52.

www.ingramcontent.com/pod-product-compliance
Lightning Source LLC
LaVergne TN
LVHW050500160826
845677LV00003B/858

* 9 7 8 2 3 2 9 6 6 6 5 8 7 *